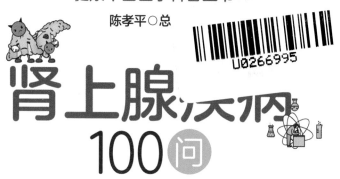

健康中国医学科普丛书

陈孝平〇总

肾上腺疾病 100问

曾晓勇〇主编

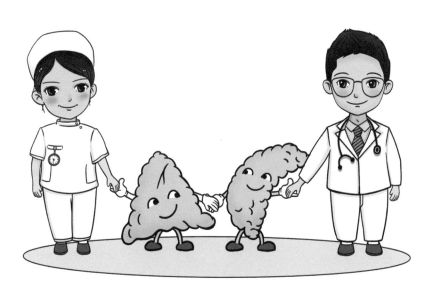

长江出版传媒
湖北科学技术出版社

图书在版编目(CIP)数据

肾上腺疾病 100 问 / 曾晓勇主编. －武汉 ：湖北
科学技术出版社，2020.10

ISBN 978-7-5352-9416-6

Ⅰ.①肾… Ⅱ.①曾… Ⅲ.①肾上腺疾病－诊疗－
问题解答 Ⅳ.①R586-44

中国版本图书馆 CIP 数据核字(2020)第 097614 号

肾上腺疾病 100 问
Shenshangxian Jibing 100 Wen

责任编辑：冯友仁　程玉珊　　　　　　　　　　封面设计：胡　博

出版发行：湖北科学技术出版社　　　　　　电话：027－87679447
地　　　址：武汉市雄楚大街 268 号　　　　　　邮编：430070
　　　　　（湖北出版文化城 B 座 13－14 层）
网　　　址：http：//www.hbstp.com.cn

印　　刷：武汉市卓源印务有限公司　　　　　　邮编：430023

880×1230　　　　1/32　　　　2.75 印张　　　1 插页　　　　100 千字
2020 年 10 月第 1 版　　　　　　　　　2020 年 10 月第 1 次印刷
　　　　　　　　　　　　　　　　　　　　　定价：30.00 元

《肾上腺疾病 100 问》

编　委　会

主　　编　曾晓勇

副 主 编　朱云鹏　陈瑞宝

编　　委（按姓氏笔画排序）

王　晶　王桎仙　朱云鹏　刘　畅

张云霓　陈瑞宝　赵　显　饶　可

插画绘图　曾静薇

编写秘书　王　晶　朱云鹏

主编简介

曾晓勇

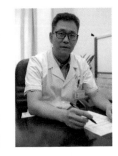

医学博士、教授、主任医师、博士导师；华中科技大学同济医学院附属同济医院泌尿外科副主任。

曾在美国加州大学洛杉矶分校（UCLA）医学院 Clark 泌尿外科中心进修及攻读博士后，获 Urology fellowship。美国泌尿外科学会（AUA）及欧洲泌尿外科学会（EAU）会员。从事泌尿外科专业 20 余年，对泌尿系肿瘤、泌尿系重建外科等有较深入的研究和丰富的临床经验。擅长各类肾上腺肿瘤的微创（腹腔镜）手术治疗以及巨大复杂肾上腺的外科治疗。对保留肾上腺功能的肾上腺肿瘤精准切除有独特的研究。此外对肾肿瘤（保肾手术）、前列腺癌（保留性神经的根治手术）、膀胱癌、输尿管肿瘤等泌尿系肿瘤的腹腔镜手术及综合治疗具有独特而丰富的临床经验。主持国家级、省部级课题 8 项，发表学术论文 60 余篇，其中美国科技引文索引（SCI）收录的第一或通信作者论文 30 余篇，现任《临床泌尿外科杂志》编委、《现代泌尿男生殖系肿瘤杂志》编委、《中国泌尿外科疾病诊断治疗指南》编委、《泌尿外科杂志（电子版）》副主编、《吴阶平泌尿外科》编委，中国医师协会泌尿外科医师分会修复重建学组副组长，中华医学会湖北泌尿外科分会肿瘤学组委员，中国泌尿系结石联盟秘书长，湖北省泌尿外科医疗控制中心副主任等学术职务。

序 言

上古时代，巫医同源。医学从诞生之初，就充满神秘色彩。随着现代学术体系的建立，理论知识日新月异，医学更成了一门深奥的学问。生老病死偏偏是每个人无法选择的宿命。如此错位造就了大众对医学知识历久弥新的饥饿感。而这，正是医学科普存在的前提。

华中科技大学同济医学院及其附属医院有重视医学科普的优良传统。我们的老一辈专家裘法祖院士创办了我国第一本医学科普杂志——《大众医学》。他提出"让医学归于大众"的口号。他认为，任何研究的核心都是病人，任何研究成果都要回归临床，为病人服务。他不仅提出了"让医学归于大众"的口号，制定了"科学性、通俗性、实用性、时代性"的办刊方针，还亲自撰写了很多精彩的科普文章。著名医学家管汉屏教授、于光元教授、朱通伯教授等，都曾撰写过科普文章，受到群众欢迎。早在 20 年前，协和医院就成立了覆盖全院的学科宣传员队伍，沟通全院的科普宣传工作。进入新时代，医学科普面临的受众和传播手段都发生巨大变化，我们的科普工作同样与时俱进，通过微信公众号、微博、网站等各种新的形式推广医学科普知识。作为传统媒体的科普图书的出版，通过二维码扫描视频、图文并茂等表现形式，也是纸媒出版适应新的传播形式的需要。

此套科普丛书涵盖儿科、骨科、眼科、肿瘤、胃肠、泌外等多个学科，由同济医院、协和医院等大型三甲医院的专业专家参与，将极大地提升科普图书的科学性和权威性。成书的主要原则是，既要贴近群众生活，答疑解惑，具备很强的指导性；又要生动活泼，形式多样，具备很好的可读性。具体说来，有下面四个特点：

1. 贴心——想病人之所想

做医学科普，关键是要换位思考，与病人高度"共情"。唯有如此，才能做到想病人之所想，急病人之所急。本套丛书从策划初始即坚守这一原则，在选题挑选时力求贴近就医实际，从困扰绝大多数病人的普遍性问题着手。我们希望，本套丛书不仅能解决病人的一些实际疑惑，而且能传递出医护人员的一份人文关怀和精神慰藉。

2. 真实——与虚假信息争夺话语权

在现今网络时代，看似人们获得信息的途径越来越多，越来越快捷，但面对庞大数据如何鉴别、筛选，从而获得真实、可靠的信息又成为一大难题。尤其是当病人通过网络寻医问药时，这种问题更是十分突出。有鉴于此，本套丛书中特别重视澄清一些传媒和网络上的误解，不让病人被虚假信息蒙蔽，力争用专业素养提供最真实的健康知识。

3. 好懂——说病人听得懂的话

医学科普需要用通俗易懂的语言为非专业人士讲述医学问题，让他们能够理解并接受，这不仅需要深入理解医学，更需要提炼语言风格与写作技巧。本套丛书语言通俗平易，且普遍配有精美插图，就是为了做到易读、易懂、易传播。

4. 权威——遵循国内外规范、紧跟学术前沿

全套丛书中，从医学基础知识到疾病诊断、分期，再到治疗方法，都遵循行业国际、国内规范，紧跟前沿进展。医学发展日新月异，本丛书特别注重对这些新进展的讲述，让病人了解这些新技术、新方法，增强其战胜疾病的信心。

医院办科普，既是顺应医学发展的规律，也是职责所在。希望我们的呼吁，能够唤醒群众的健康管理意识；希望我们的专业，能够提高群众的健康管理能力；更希望我们的真诚，能够帮助群众理解医学与医生，助力和谐医患关系的建立。希望本套丛书能够成为读者朋友们的良师益友，如果您能将它推荐给家人和朋友，那就是对他们最好的关爱，也是对我们最大的褒奖。

中国科学院院士

华中科技大学同济医学院附属同济医院外科学系主任　陈孝平

前　言

在临床工作中，我总是在想：如何更加通俗易懂地向病人及其家属们介绍我们对病情的的专业理解和我的手术团队决定采取的手术方式，可能的治疗效果，以及未来的疾病最终发展和预后如何？因为我十分清楚病人和家属对疾病的准确理解，以及对治疗的配合将对手术的整体效果产生莫大的益处。然而，事实上在繁忙的临床医疗工作中，很难完美地做到这一点。我们也总觉得对于病人的医学科普方面存在一些遗憾难以弥补！尝试弥补这种遗憾，也就成了我们决定编这本《肾上腺疾病100问》的出发点。

这是我和我的手术团队第一次组织编写供非医学专业人士阅读的泌尿外科方面的科普类书籍。作为"第一次"，我们选择了相对少见的一个泌尿外科领域疾病——肾上腺疾病。我们认为这类疾病病人与属于常见病的泌尿系结石、前列腺炎等病人相比，在社会上能获得的相关知识较少，因而更具有科普的必要性和紧迫性。

很多非医学专业人士，甚至有些医学专业人士并不清楚肾上腺疾病属于泌尿外科的研究领域。事实上，肾上腺本身属于人体内的内分泌器官，其功能和泌尿系统并无直接的关联。把它划分到泌尿外科研究的领域主要是因为肾上腺和肾脏密切的解剖上的邻近关系。肾上腺外科往往是《外科学》教材泌尿外科部分的第一个章节，近百年来都是泌尿外科重要的研究领域之一，也是现今医院，尤其大型三甲医院泌尿外科收治的重要的病种之一。

肾上腺疾病的主要形式是增生和肿瘤。不管是增生还是肿瘤均会引起机体内分泌的紊乱，某种或某几种由肾上腺分泌的激素异常增多，引起相应的功能性异常。从内分泌的角度，这些异常又叫作包括库欣综合征（又称皮质醇增多症）、原发性醛固酮增多症（简称原醛）、嗜铬细胞瘤等。这些由肾上腺病变造成的内分泌异常又往往有一个共同的特征——高血压。这种高血压不是人们常说的原发性高血压。这种高血压继发于肾上腺异常的增生或肿瘤的形成，属于继发性高血压。我们通过手术的方式切除增生腺体和肿瘤往往可以大大改善甚至治愈这种高血压。高血压是肾上腺疾病最常见的、病人最早感知的机体异常。然而，高血压又是众多的机体异常表现之一，其他还有肥胖、糖尿病、低血钾、月经紊乱、骨质疏松、性征异常等等一大堆复杂的、多变的、林林总总的异常表现。如何才能清晰、准确、完整地向病人或潜在的病人说清楚肾上腺的种种临床表现，以及后续更为复杂难懂的诊断、治疗和预后呢？这是一个多年来萦绕在我脑海的一个难题！

幸运的是，我们的绘图师这次较好地解决了这一问题。她通过与我们医生反复沟通，准确完整地理解了我们所要表达的专业要点，并以生动的、明快的、友好的卡通形式向读者们一一展现，完美地配合我们设计的 100 个肾上腺疾病的核心问题。这些问题涵盖了几乎所有我们可能想到的、临床上最常遇到的、最新的医学指南确认的诊断、治疗方式，以及术后随访、康复的要点。当然我们的编委会的专家们在这之前也尽可能在保持最新、最高的专业水准的同时，把问题和答案表述得尽可能生动和简约，让非医学专业的读者一看就懂。

最后想特别感谢一下湖北科学技术出版社的领导和编辑老师们为该书出版提供的辛勤工作和好的建议，使该书以最快的速度达到出版的标准。我们衷心希望该书能解答读者关于肾上腺这类少见疾病的困惑，更主要的是希望这本书能实实在在地帮助到病人疾病的治愈和康复，如果也能使潜在的亚临床病人及时地得到正确的医学处理，那就再好不过了！

曾晓勇

2020 年 5 月于武汉

目 录

1. 肾上腺是什么器官?

肾上腺是人体内一对具有重要内分泌功能的器官，其主要功能是分泌四大激素：盐皮质激素、糖皮质激素、儿茶酚胺类激素，以及性激素。这些激素在正常生理情况下，精确地调控着人体的盐水平衡、能量代谢、心血管功能和性发育等各种重要的生命活动。

 2. 肾上腺在哪里?

顾名思义，肾上腺就是长在肾脏上方的腺体，位于脊柱两侧，紧贴肾脏内上方，左右各一。它与同侧肾脏一起被肾筋膜和肾周脂肪组织所包裹，为上腹部腹膜后间隙的器官（图 1）。

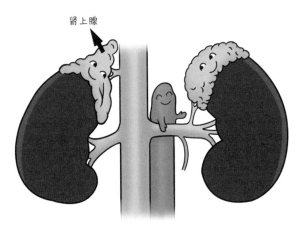

肾上腺

图 1 肾上腺位置

3. **肾上腺长什么样子？**

肾上腺长 4～6 cm，宽 2～3 cm，厚 0.3～0.6 cm；左侧肾上腺呈半月形或椭圆形，右侧肾上腺呈三角形或圆锥形，左侧较右侧稍大（图 2）。

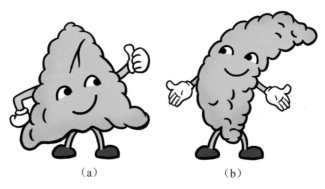

（a）　　　　　　　　　　（b）

图 2　肾上腺形状

（a）右侧肾上腺；（b）左侧肾上腺

 4. **显微镜下肾上腺是什么样子？**

显微镜下肾上腺由皮质层和髓质层组成。皮质层像是个"夹心三明治"，占肾上腺总重量的 80%～90%，由外向内分为 3 层：外层为球状带，约占皮质的 15%，分泌盐皮质激素；中层为束状带，约占皮质的 78%，分泌糖皮质激素；内层为网状带，约占皮质的 9%，分泌肾上腺性激素。肾上腺髓质几乎完全由嗜铬细胞组成，分泌儿茶酚胺类激素。结构如图 3 所示。

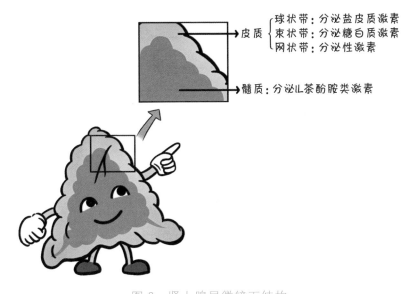

皮质 { 球状带：分泌盐皮质激素
束状带：分泌糖白质激素
网状带：分泌性激素

髓质：分泌儿茶酚胺类激素

图 3　肾上腺显微镜下结构

5. 肾上腺对人体有哪些作用？

肾上腺作为人体重要的内分泌器官，其主要作用就是通过精确分泌多种激素来调控多种人体生理活动。

（1）肾上腺皮质主要分泌糖皮质激素、盐皮质激素和性激素。①糖皮质激素为维持生命所必需，主要是调节糖、蛋白质、脂肪的代谢；②盐皮质激素主要是调节钠、钾等电解质的代谢；③性激素主要作用是促进毛发、骨骼、肌肉生长及第二性征发育和维持等。

（2）肾上腺髓质主要分泌肾上腺素和去甲肾上腺素，其作用主要是调节糖、脂肪的代谢，以及加强心血管的收缩和舒张。

6. 肾上腺会得哪些病？

肾上腺的皮质和髓质可先发生腺瘤或异常增生。两者虽均多为良性，但会引起肾上腺相应激素分泌异常高，引起相应疾病。糖皮质激素分泌过多会引起库欣综合征，肾上腺醛固酮分泌增多会引起原发性醛固酮增多症，儿茶酚胺分泌增多引起顽固发生高血压及代谢（多由嗜铬细胞瘤造成）异常，性激素分泌过多导致性征及代谢异常。另外肾上腺也会发生恶性肿瘤，比如肾上腺皮质癌、恶性嗜铬细胞瘤、分泌醛固酮的腺癌等。另外尚有各种原因引起的肾上腺分泌功能不足的病人，需看内分泌内科补充激素替代治疗。

7. 肾上腺疾病的发病率怎么样？

肾上腺疾病发病率都不高，属于少见病。库欣综合征发病率为每年（0.7～2.4）/100 万；原发性醛固酮增多症是临床常见的继发性高血压的主要病因之一，其发病率占同期高血压病人的 0.05%～2%；对于嗜铬细胞瘤，有调查表明其每年发病率为 0.8/10 万。

8. 哪些人群常患有肾上腺疾病?

高血压病人，尤其是难治性高血压病人中有 $5\% \sim 20\%$ 的比例伴发肾上腺疾病；肥胖者对机体内的激素敏感性下降，常伴有代偿性的激素分泌异常；性征异常病人，常表现为性腺发育异常、女性男性化等；还有就是糖尿病的病人也常伴发肾上腺疾病（图 4）。事实上，对于某些病人，肾上腺疾病往往是高血压、糖尿病、肥胖这些代谢异常的真正病因。

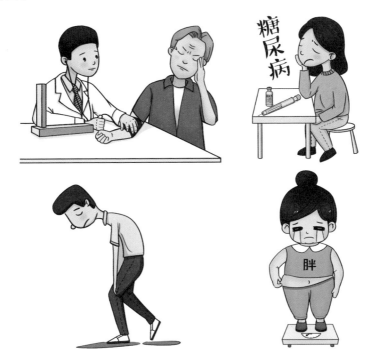

图 4 肾上腺疾病易发人群

得病的肾上腺长成什么样子?

肾上腺本身体积虽然较小，但得病的肾上腺则形状大小差别较大，可以表现为局部结节状占位，也可以表现为局部或整体增生；其大小的差异性很大，最小的不到 1 cm，大者可达到几十厘米，形状可如豆粒、桃、李、苹果、哈密瓜等。

 身体出现哪些异常时应该去检查肾上腺?

肾上腺疾病多表现在激素的异常分泌，身体会首先出现一些激素代谢紊乱的表现，如出现难治性高血压或阵发性高血压、手脚发麻与四肢无力等低血钾症状、异常肥胖、性征异常、性腺发育异常等症状时，需要去检查肾上腺及其分泌功能。

 身体出现了哪些不适则应怀疑得了库欣综合征?

当身体出现肥胖、紫纹、高血压、水肿、多毛、痤疮、脱发、性功能异常时，需要怀疑得了库欣综合征（图5）。

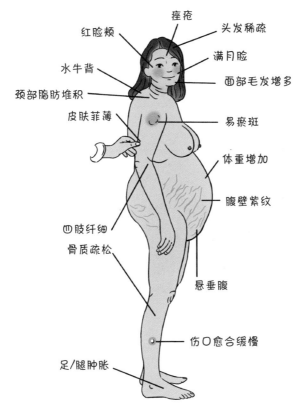

图 5　库欣综合征病人体征

 12. 身体出现了哪些不适而应怀疑得了原发性醛固酮增多症？

原发性醛固酮增多症（简称原醛）的早期症状不明显，随着肾上腺分泌醛固酮的增加，会引起病人同时出现高血压和低钾血症表现。这种高血压用常规降压药物难以控制。机体内集聚过多的醛固酮会促进机体排钾过多，导致低钾血症，病人可表现为手脚发麻、味苦、四肢乏力等临床症状，此时应高度怀疑得了原醛（图6）。

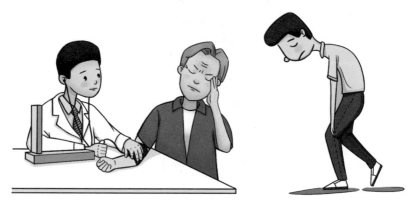

图 6　原发性醛固酮增多症典型表现：高血压和低钾血症

 13. 身体出现了哪些不适而应怀疑得了嗜铬细胞瘤？

嗜铬细胞瘤的常见临床表现也是高血压，但是与原醛不同的是嗜铬细胞瘤高血压常表现为阵发性，血压突然上升，出现明显的头痛、心悸、大汗、心律失常、视力模糊等恶性高血压症状；除此之外，嗜铬细胞瘤还会引起食欲亢进、身体消瘦等代谢紊乱症状；另外长期的高血压会导致心脏代偿性改变，如左右心室扩大、心肌肥厚等。

14 身体出现了哪些不适而应怀疑是肾上腺来源的性激素紊乱？

肾上腺来源的性激素紊乱临床发病率极低，常见的临床表现为女性出现男性第二性征（长胡须、喉结突出、声音低沉等）、第三性征（主要是指社会心理学的特征如心理、行为、志趣、习惯等）；另外性激素紊乱还可能出现代谢异常（图 7）。

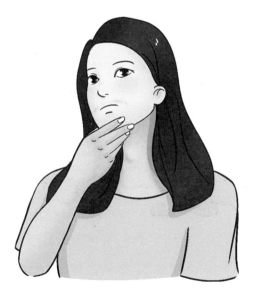

图 7　女性的性激素紊乱

15. 肾上腺占位是什么意思?

　　占位性病变多在影像学诊断描述中出现。所谓"占位"就是在本身正常的组织器官中长了"多出来的东西",这个"多出来的东西"占了正常组织的位置,故称之为"占位"(图8)。肾上腺占位就是说在正常肾上腺组织中发现一个或多个"多出来的东西",它可能是肾上腺原发性病变(良性或恶性),也可能是继发于其他疾病而受累及形成,如转移性肿瘤、播散的结核病灶等,此时病人需要进一步检查明确性质及可能的来源。

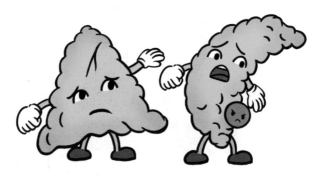

图 8　肾上腺占位

16. **什么是肾上腺增生?**

肾上腺增生最直观的表现是肾上腺体积增大。在临床上肾上腺增生最常见表现为 CT 等影像学上的肾上腺截面增粗,但并没有发现肿瘤性病变(图 9)。肾上腺增生并不是一件好事,可引起皮质醇、肾素/醛固酮、儿茶酚胺等分泌增多,引起原醛、库欣综合征等疾病;但增生的肾上腺也可能无任何指标异常,此时可以暂不处理,但必须密切观察。

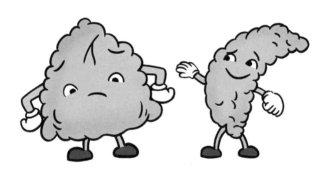

图 9　肾上腺增生

 17. **什么是肾上腺结节样增生?**

肾上腺结节性增生与肾上腺腺瘤需要鉴别诊断。结节样增生相对于腺瘤而言通常较小并且常无明显包膜,呈散在颗粒状弥漫分布或结节样增粗（图 10）。结节样增生常常在增强 CT 中提示呈等密度或稍低密度，可以明显强化，而腺瘤通常为低密度或稍低密度的单个突起或均匀结节。

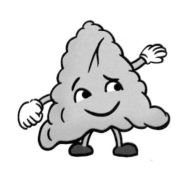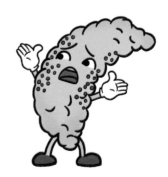

图 10　肾上腺结节样增生

18. 什么是肾上腺髓质增生？

肾上腺髓质增生可引起血液内儿茶酚胺增多，主要表现为高血压，在持续性高血压的基础上出现阵发性的加剧较为多见；病人代谢多无明显改变，尿液检查也会发现儿茶酚胺代谢产物增高迹象。确诊需要通过病理学检查。影像学检查中仅发现肾上腺体积增大并无局限性肿瘤表现，这也是与嗜铬细胞瘤鉴别诊断要点。这类病人需要进行手术治疗。

19. 什么是肾上腺腺瘤?

肾上腺腺瘤常在影像学上表现为单发圆形或椭圆形占位性病变。该类肾上腺病变产生的腺瘤早期大多无任何内分泌功能，病人无任何临床症状，仅通过体检或其他途径偶然发现肾上腺腺瘤。也有一部分肾上腺腺瘤发现时已具有较强内分泌功能，可分泌糖皮质激素或盐皮质激素。病人因出现高血压、肥胖、高血糖、四肢无力等相应的临床症状而来就医。

20. 什么是肾上腺囊肿?

肾上腺囊肿，就是正常肾上腺组织中出现"水泡样"占位性病灶（图 11），临床上较少见，大多无内分泌功能。能否出现相应症状取决于囊肿大小及性质。是否需要外科治疗需根据临床症状、囊肿大小、是否有功能、囊肿性质等来确定。

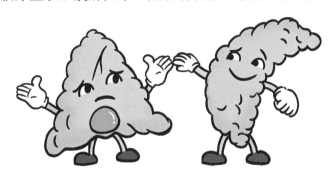

图 11　肾上腺囊肿

21. 什么是肾上腺皮质腺癌?

肾上腺皮质癌是发生于肾上腺皮质的一种恶性肿瘤,临床少见但恶性程度高,临床表现多样,发病隐匿,病程进展迅速,侵袭性强,治疗难度大,预后较差。

22. 什么是恶性肾上腺嗜铬细胞瘤?

嗜铬细胞瘤是有良恶性之分的。恶性嗜铬细胞瘤在临床上较罕见,占 5％～10％,临床表现与良性嗜铬细胞瘤无明显区别,均可表现为药物难以控制的高血压,高血压表现为持续性、阵发性、持续性伴阵发性加剧,可表现为头痛、心悸、多汗"三联征",但比较少见"三联征"同时出现。

对于嗜铬细胞瘤良恶性鉴别比较困难,即使通过病理学检查也并不能很好地做出鉴别诊断。如果发现肿瘤血管内有肿瘤浸润,那么很有可能是恶性,但这并不是一个可靠指标,只有当肿瘤广泛浸润邻近组织与脏器,并在体内不存在嗜铬组织的部位形成转移灶时,才能诊断为恶性肾上腺嗜铬细胞瘤 (图 12)。

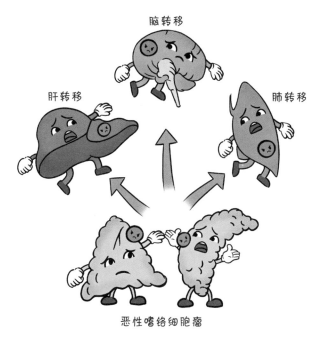

脑转移

肝转移

肺转移

恶性嗜铬细胞瘤

图 12 恶性肾上腺嗜铬细胞瘤

 23. **什么是肾上腺转移癌?**

　　肾上腺转移癌是由身体内其他部位的恶性肿瘤转移到肾上腺而形成，在肾上腺的恶性肿瘤中较常见。肾上腺是恶性肿瘤血行转移的好发部位，仅次于肺、肝脏和骨骼，排第四位。来源多为肺癌、乳腺癌、胃癌等。肾上腺转移癌在男性多于女性。肾上腺转移癌起病隐匿，大多数无肾上腺内分泌功能改变，少数因腺体严重破坏而出现肾上腺皮质功能减退的临床表现。

24. 什么是肾上腺区域肿瘤?

肾上腺区域肿瘤是指肿瘤生长的部位在肾上腺区域,并不完全等同于肾上腺来源的肿瘤。肾上腺区域肿瘤除了肾上腺肿瘤以外,还可以是其他组织形成的肿瘤(如腹膜后神经、淋巴组织、血管、脂肪等)。

25. 什么是原发性高血压? 什么是继发性高血压?

原发性高血压简而言之就是得了高血压而又找不到原因的高血压,几乎占了所有高血压病人的95%;在高血压病人全身检查后,没有发现合并有肾动脉狭窄、肾脏实质病变、肾上腺肿瘤(原发性醛固酮增多症、嗜铬细胞瘤、皮质醇增多症等)、甲状腺功能亢进、心瓣膜病变、主动脉缩窄等疾病时,我们就认为其为原发性高血压,它可能与一些遗传和环境的因素相关,是中老年人的常见病。

显然,继发性高血压是继发于以上这些疾病引起的高血压,临床上较少见,约占所有高血压病人的5%,对于这类病人,及早诊断和处理原发性疾病可提高高血压治愈率及防止病情进一步恶化。

26. 高血压有哪些危害？

心脏和血管是高血压的主要损害器官。在高血压早期心血管可能无明显病理改变，但长期的高血压会引起全身小动脉硬化、管腔缩小而导致心、脑、肾组织缺血及心脏结构改变。若高血压长期控制不佳可出现严重并发症，如脑血管意外（脑出血、脑血栓等）、慢性肾衰竭、心力衰竭及冠心病等，更甚者可出现心肌梗死、主动脉夹层等直接危及生命。

27. 高血压的治疗方法有哪些？

高血压治疗根据高血压分类而不同。原发性高血压目前尚无根治方法，主要治疗措施有：

（1）生活方式的干预。养成健康的生活方式（减轻体重、低盐低脂饮食、戒烟酒、适量运动、保持心态平衡等）。

（2）降压药物治疗。

（3）对于继发性高血压，积极去除或控制病因后，作为继发症状的高血压有可能明显缓解或被治愈，如肾动脉狭窄或主动脉缩窄导致的高血压可采取球囊扩张、支架置入的方式改善狭窄部位的血流动力学状况以达到降低血压的目的，肾上腺肿瘤引起的高血压可通过手术切除肿瘤而有效治疗高血压。

28. 为什么很多肾上腺疾病伴有高血压？

肾上腺是人体内一个重要的内分泌器官，正常情况下所分泌的激素如醛固酮、皮质醇及儿茶酚胺供人体正常的生命活动，维持正常的血压、心率等生命体征，而一旦肾上腺发生病变并且是有功能的病变时，上述激素分泌量超过正常所需即可发生高血压，这就叫肾上腺源高血压，是继发性高血压中的一种常见类型。如图 13 所示。

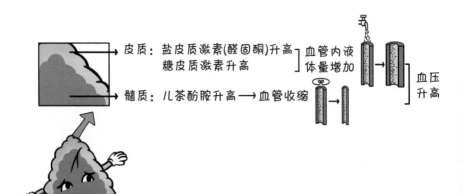

图 13　肾上腺疾病常伴随有高血压的生理机制

29. 肾上腺来源的继发性高血压有什么特点?

肾上腺来源的高血压主要与肾上腺分泌的三种激素异常有关：儿茶酚胺、醛固酮、皮质醇。儿茶酚胺增多常见于嗜铬细胞瘤，高血压可表现为持续性高血压伴有阵发性加剧或者仅表现阵发性或持续性高血压，另外，高血压可伴随头疼、心悸、多汗的表现，同时也会表现为体位性低血压，严重者甚至可以出现高血压危象，表现为血压急剧增高，出现头痛、恶性、视力模糊等。也有病人血压时而升高，时而急剧下降，即血压高低反复交替发作，甚至出现低血压休克，有的病人伴随全身大汗、四肢厥冷、肢体抽搐、意识不清及意识丧失的表现，发生后需要马上进行急诊处理。

醛固酮增多常见于原发性醛固酮增多症，与高血压相比嗜铬细胞瘤而言较为缓和，表现为中等程度的高血压，典型的表现是高血压伴随低血钾（可表现为无力、肢体周期性麻痹、心率失常等）。

皮质醇增多常见于库欣综合征，高血压的发生率约为 80%，多为轻、中度高血压。

肾上腺来源的继发性高血压如图 14 所示。

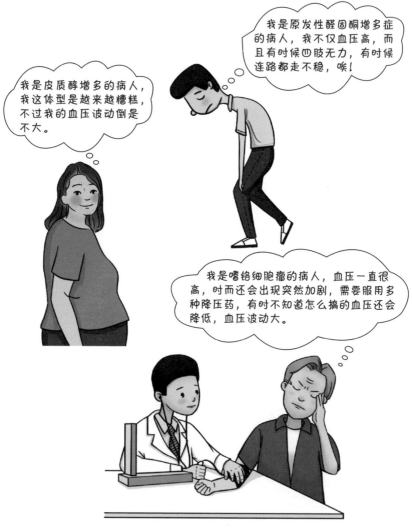

图 14　肾上腺来源的继发性高血压的特点

30. 手术能治疗高血压吗?

原发性高血压不能通过手术治疗，而继发性高血压有相当一部分病人可以通过相应的手术达到治疗高血压的目的（图 15）。如肾上腺肿瘤的病人，由于肿瘤分泌儿茶酚胺或醛固酮造成的高血压，可以通过手术切除肿瘤，去除体内多余的儿茶酚胺或醛固酮来达到治疗高血压的目的。

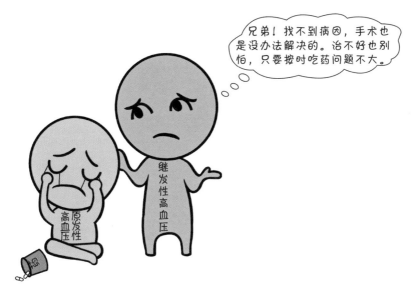

图 15 高血压手术治疗的适应证

31. 肾上腺来源的高血压可以通过手术治愈吗?

肾上腺来源的高血压属于继发性高血压,有望通过手术彻底治愈高血压。但临床上术后血压能否恢复正常还与其他因素有关,例如是否合并原发性高血压?年龄较大、长期高血压病史及平时控制不佳、肾上腺疾病治疗不及时、激素长期增多等因素永久损害血管都会影响病人手术后的血压恢复情况(图 16)。

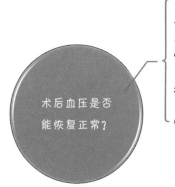

术后血压是否能恢复正常?

1. 诊断时是否合并原发性高血压
2. 年龄较大
3. 长期高血压病史及平时控制不佳
4. 肾上腺病变治疗不及时导致激素长期增多已造成不可逆损害
5. 术前严重高血压需要多种药物控制、有高血压家族史
6. 存在多发性嗜铬细胞瘤等

图 16 肾上腺来源的高血压术后血压恢复的影响因素

32. 怀疑肾上腺出了毛病去医院应该看什么科?

肾上腺属于身体内的内分泌器官,分泌人体生理活动所需的一系列重要的激素。肾上腺功能异常可以体现为激素水平紊乱、电解质紊乱、血压异常、腰痛等症状。病人初诊科室可能为内分泌科、心内科及泌尿外科，但接受专科诊断评估和手术治疗是在泌尿外科。

33. 医生可能会给你开哪些检验项目？

病人初诊所需常规检查包括血尿便三大常规、肝肾功能、凝血指标等。肾上腺相关的检查主要包括血肾上腺相关激素水平、血电解质、尿儿茶酚胺等检验。

34. 怎么看得懂肾上腺检验单？

肾上腺功能的体现主要通过以下指标。

血液化验：包括血浆间甲肾上腺素、血浆去甲肾上腺素、血皮质醇、血活性肾素浓度、血醛固酮、血钾等。

尿液化验：包括尿香草扁桃酸、尿高香草酸、尿肾上腺素、尿去甲肾上腺素、尿多巴胺、尿儿茶酚胺定性、尿钾、尿 24 小时 17-羟皮质类固醇定量等。

上述检验结果不在参考值范围内（升高或降低），则建议进一步排查肾上腺相关异常。

35. 医生可能会给你开哪些检查项目?

初诊病人常规需要心电图、胸片等检查,针对肾上腺病灶的检查项目包括肾上腺增强 CT 或磁共振(MRI)、肾上腺中央静脉采血、腹部大血管 CT 成像等检查。

36. 怎么解读医生开的检查项目?

肾上腺疾病诊断主要依据于增强 CT 及 MRI,其结果可能提示"肾上腺增粗""肾上腺结节""肾上腺肿物""肾上腺占位"等结论,均提示肾上腺病灶可能。心电图、胸片、全腹 CT、腹部大血管 CT 成像主要帮助判断肾上腺来源的肿物对周围邻近及全身其他器官的影响或侵犯,以决定手术方式及其他治疗措施。

37. 为什么有的病人还需要做肾上腺静脉造影和取血检验?

肾上腺静脉取血主要通过肾上腺静脉血液中激素水平判断肾上腺分泌功能是否亢进。该项检查属于有创检查。多数情况下通过普通影像学检查结果即可提示肾上腺有无病变。

少数病人影像学检查无法明确肾上腺是否存在病灶，则需要通过肾上腺静脉取血判断单侧有无肾上腺功能异常。

 38. **"地塞米松抑制试验"是什么试验?**

地塞米松抑制试验是肾上腺疾病经典的基础性诊断试验，病人口服不同剂量的地塞米松后，根据皮质醇被抑制的程度判断肾上腺皮质功能是否亢进。主要有以下 3 种试验方式：

午夜一片法地塞米松试验

方法是对照日晨 8 点抽血测定皮质醇，当晚 12 点口服地塞米松 0.75 mg（肥胖者可增至 1～1.5 mg），次日晨 8 点再采血测定皮质醇。结果分析：对照日皮质醇水平应在正常范围之内，服药后皮质醇水平应显著下降。此试验的临床意义，是了解肾上腺皮质功能是否正常的筛选试验。

小剂量地塞米松抑制试验

试验方法是口服地塞米松 0.5 mg，6 小时/次，共 2 天。于服药前及服药第三日晨 8 时抽血测定促肾上腺皮质激素和皮质醇。结果分析：服药后血皮质醇应出现明显下降。临床意义：如血皮质醇水平不被抑制，提示存在皮质醇增多症。

大剂量地塞米松抑制试验

试验方法是口服地塞米松 2 mg，6 小时/次，共 2 天。查血方法同小剂量地塞米松抑制试验。结果分析：服药后，血皮质醇值降至对照值的 50% 以下为有反应。临床意义：用于鉴别库欣综合征的病因。

39. CT 和磁共振（MRI）哪个诊断肾上腺肿瘤更准？

随着医学的发展，CT 平扫已成为一种快速便捷、价格低廉、应用广泛的体验手段。事实上，临床上很多肾上腺瘤或增生经常被体检为目的的 CT 平扫偶然发现。

肾上腺增强 CT 是诊断肾上腺病灶最常用的影像学确诊方式。增强 CT 可提示肾上腺区域有无增生、结节及肿物，并根据密度高低及增强的程度初步判断肿物的性质。MRI 增强及体层成像可帮助判断肾上腺病变的来源、组织形态性质及与周围组织的关系。增强 CT 和 MRI 同属于肾上腺肿瘤的重要影像学诊断检查手段，二者在定位、定性诊断正确率方面没有明显差异。

40. 确诊得了肾上腺疾病该怎么治疗？

外科治疗：单侧肾上腺结节、腺瘤、增生等情况均可行手术切除单侧肾上腺病灶。

内科治疗：部分双侧肾上腺增生病人及特殊原因不考虑手术治疗的病人可接受内科药物治疗，包括控制血压、稳定激素水平及电解质水平等。

41. 所有的肾上腺疾病都需要治疗吗?

原则上来说,若病人存在肾上腺功能异常的相关症状及体征,则需积极治疗肾上腺疾病。在病人没有明显症状的情况下,如果血压偏高、血液尿液检验的结果和 CT 等影像学检查的结果均提示肾上腺明显异常,则同样建议病人积极治疗,治疗方式包括外科手术治疗及内科药物治疗。对于无功能的良性肾上腺病病人进行定期随访观察,也属于一种保守的治疗方式。

 42. 什么是偶发肾上腺肿瘤?

肾上腺偶发瘤是指在健康体检或其他与肾上腺无关疾病进行诊断和治疗期间,影像学检查时偶然发现的直径≥1 cm 的肾上腺肿瘤,不包括临床症状病史和体格检查明确提示肾上腺疾病,如向心性肥胖,阵发性、恶性、难治性高血压,或低血钾病人进行检查时发现的肾上腺肿瘤。需注意的是肾上腺偶发瘤是一类疾病的特殊定义,而非独立的病理诊断。

43. 什么是无功能的肾上腺肿瘤?

无功能的肾上腺肿瘤是指没有相应激素过多引起临床异常的肾上腺肿瘤。这些肿瘤根据细胞来源,可以分为肾上腺内分泌细胞来源和非内分泌细胞来源(如脂肪细胞、纤维细胞等)。肾上腺内分泌细胞来源的无功能肾上腺肿瘤,虽然来源的原细胞有分泌功能,但由于肿瘤的去分化作用,临床上没有相应激素升高及相关症状。近来的研究发现,有的所谓的"无功能腺病"并不是真正的"无功能",而是功能异常不明显,检查时未被捕捉到而已。

44. 我的肾上腺肿瘤医生说可以先观察,具体该怎么做?

一般是对于无功能性的、直径<4 cm 的偶发肾上腺肿瘤,根据病人自己选择,给予定期观察治疗。观察期建议每6~12 个月复查一次 CT,当肿瘤体积稳定、直径不变时,可长期复查监测;当肿瘤体积增长明显、直径不断增加时,应尽快进行功能性复查,以确定是否转化为功能性腺瘤或本身属于恶性肿瘤。对于比较年青的病人,即便肿瘤较小,考虑到病人预期寿命及肿瘤增长速度,也建议尽可能手术切除肿瘤,以绝后患!

45. 肾上腺疾病的药物治疗有哪些?

根据不同的肾上腺病变可采用不同的药物治疗。对于原发性醛固酮增多症:药物治疗可用于术前准备;也可用于有手术禁忌证病人、不能切除的具有醛固酮高分泌的肾上腺皮质腺癌等,常用的药物包括螺内酯、阿米洛利、氨苯蝶啶等。

对于库欣综合征病人:术后复发及无法切除的肾上腺皮质癌病人,可考虑采用皮质醇合成抑制剂或者直接作用于下丘脑-垂体的药物,包括密妥坦、氨鲁米特。

对于嗜铬细胞瘤来说,不能耐受手术,或未能切除的恶性肾上腺嗜铬细胞瘤,或者手术后复发的嗜铬细胞瘤病人,可以考虑使用药物治疗,控制血压,如 α-受体阻滞剂。

46. 肾上腺疾病的病人平时饮食应注意些什么?

肾上腺肿瘤的饮食适宜(图 17):①醛固酮症低钾病人宜吃补钾食物:香蕉、山药、荞麦、玉米、红薯、大豆、紫菜、莲子、海带、香菇、萝卜、冬菜、花生。②碱中毒肾功能障碍者宜吃薏米、山药、玉米、荠菜。③高血压者宜吃芹菜、山楂、荸荠、海带、紫菜、石花菜。④闭经者宜吃甜菜、山楂、田鸡、乌贼、蟹。

肾上腺肿瘤的饮食禁忌：①忌咖啡等兴奋性饮料。②忌辛辣刺激性食物。③醛固酮症忌油腻、过咸食物。④忌烟、酒。

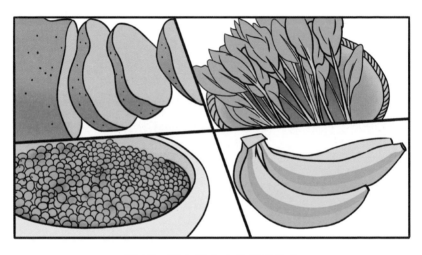

图 17　肾上腺疾病的日常饮食

 手术治疗肾上腺疾病的原理是什么？

肾上腺手术治疗的原理是采用外科手术方法切除部分或全部肾上腺及病变组织，以纠正内分泌异常或根除恶性病变。

48. 肾上腺疾病手术治疗的原则是什么?

肾上腺属于内分泌器官,手术治疗主要针对于具有功能性的肾上腺增生、占位,以及原发性或转移性的恶性肿瘤。对于原发性的内分泌功能增高的结节、增生等均应给予手术治疗(如原发性醛固酮增多症、ACTH 非依赖性皮质醇增多症、嗜铬细胞瘤等);继发性的肾上腺功能增强疾病应寻找原发病灶,针对原发性病变予以治疗(如 ACTH 依赖性皮质醇增多症);对于无功能性的肾上腺占位,应首先排除恶性肿瘤及转移癌的可能,当确认为无功能性的良性偶发瘤时,若直径较小的情况下,可以考虑先行观察,但有相当一部分病人会转化为有功能的占位,所以目前临床多考虑给予手术切除。切除良性肿瘤时,应尽可能多地保留正常的肾上腺组织。

 49. 哪些医院可以做肾上腺手术?

肾上腺部分切除术或全切术均属于具有较高手术难度和风险的四级手术(最高级别)。根据国家卫生健康委《医疗机构手术分级管理办法(试行)》文件规定:三级医院可以开展各级手术,重点开展三、四级手术。二级医院重点开展二、三级手术。作为区域性医疗中心的二级甲等医院如具备开展四级手术的必要条件(包括场地、人员、设备等）的，经省级卫生行政部门批准后，可以开展部分四级手术。综上所述肾上腺手术应尽可能到具有丰富手术经验的大型三级医院进行（图 18）。

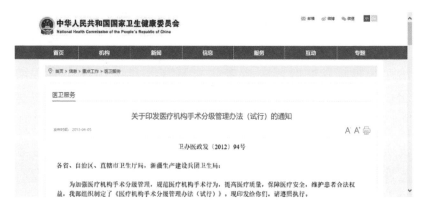

图 18　国家卫生健康委员会《医疗机构手术分级管理办法（试行）》文件

50. 目前有哪些肾上腺手术方式?

有开放性手术和腹腔镜手术可供选择，两者均可获得良好的手术效果。目前腹腔镜手术（包括机器人辅助腹腔镜）是主流手术方式，与传统开放手术相比，创伤轻微，病人恢复较快。

51. 什么是腹腔镜肾上腺手术?

　　腹腔镜肾上腺手术是指利用腹腔镜手术系统来完成肾上腺手术;利用高清镜头替代人的眼睛,利用灵活精巧的腔镜器械替代传统的剪刀、钳子,使手术更精细微创、完美地完成。

 52. 腹腔镜手术的入路有哪些?

　　腹腔镜手术有经腹入路和后腹腔入路两种方式。经腹入路空间比较大、视野清晰,但需打开腹膜,可能引起肠粘连等并发症;后腹腔入路空间狭小,视野较局促,但不必打开腹膜,可一定程度减少并发症。

 53. 哪些肾上腺肿瘤可能要做开放手术?

　　对于体积较大的(>10 cm)嗜铬细胞瘤、肾上腺区占位或肾上腺皮质癌、肾上腺转移癌等恶性肿瘤,根据肿瘤大小、位置、周围侵犯等情况,可考虑做开放性手术。

54. 开放手术怎么做？

　　正如上面所述，开放手术主要用于巨大的、复杂性的肾上腺肿瘤，多采取经腹入路，沿一侧结肠旁沟切开腹膜，充分暴露肾上腺区域，确定肿瘤边界，充分游离肿瘤，结扎离断相连血管，将肿瘤整体切除取出。也可采用经腰部的腹膜后入路，较少地侵扰腹部其他脏器。

 55. 什么是机器人手术？

　　机器人手术全称为机器人辅助腹腔镜手术，是腹腔镜的系统的改进与升级。它在普通腹腔镜的基础上，将显示屏的二维图像升级为三维可放大视野；其机械臂可多维度自由旋转，实现了机械臂精确模拟人的手部动作；其机械臂系统和操作台是分离式的，可实现远距离操作需求。总的概括来说，机器人辅助腹腔镜相比于普通腹腔镜看得更清晰、操作更精细，能胜任更困难、更复杂的手术。

56. 目前的机器人手术和未来的人工智能（AI） 机器人手术有什么区别？

机器人手术实际上即是机器人辅助系统，它是一个多部件集成系统，由外科医生控制台、床旁机械臂系统、成像系统组成，它是一个非常先进的腹腔镜辅助系统，但是相比于人工智能（AI）机器人，它不具有智能，它仅能够在手术者的操作下完成手术，而不能像人工智能机器人那样，根据事先设计好的程序，主动完成手术。机器人辅助腹腔镜实际上还是由人来操作，由手术者完成。

57. 肾上腺疾病的机器人手术怎么做？

机器人辅助腹腔镜肾上腺手术多采用腹膜后入路，沿一侧腋中线髂脊上 1 cm 做一个 1 cm 切口，分离至腹膜后腔，然后气囊扩张腹膜后腔，分别在腋前线、腋后线肋缘下置直径 5 mm、10 mm 穿刺套管，放置腹腔镜。沿肾脏背侧在肾周筋膜外游离至膈顶，打开肾周筋膜，沿肾上极向肾脏腹侧分离。在肾上极内上方见肾上腺组织，确定肿瘤边界，充分游离肿瘤，结扎离断相连血管，将肿瘤整体切除取出。

58. 肾上腺疾病手术前应准备什么?

主要包括以下几个方面:

(1) 协助病人完善相关实验室检查:血常规、肝肾功能电解质、血糖、血皮质醇测定(上午 8 点,下午 4 点,次日上午 8 点)、血浆促肾上腺皮质激素测定(卧位、立位)、24 小时尿钾、尿 17-羟-17-酮类固醇测定、尿 3-甲氧-4-羟基苦杏仁酸(VMA)测定、24 小时儿茶酚胺尿+血测定,并记录24 小时尿量。

(2) 完善相关影像学检查:X 线检查、B 超检查、CT 及磁共振(MRI)检查。

(3) 血压监测:术前应密切观察血压变化,定时监测血压并做好记录。一般血压控制在正常或接近正常水平范围 1 周以上,才能达到手术标准。

(4) 术前扩容治疗:由于血管长期处于收缩状态,病人血容量偏低,当切除肿瘤后体内的儿茶酚胺浓度会降低,可引起血压急剧下降,导致术中、术后会出现难以纠正的低血容量性休克,甚至危及生命。所以在术前 3~5 天应遵医嘱静脉补充平衡液(1 000~1 500 ml/d),必要时可适当输血治疗。

(5) 纠正电解质失衡:由于肾上腺嗜铬细胞瘤病人易出现电解质紊乱,因此应监测电解质水平,及时补充钾和限制钠的摄入。临床上通常采用口服或静脉补钾治疗，同时也叮嘱病人进食低盐并含钾钙丰富的食物（如香蕉、基围虾、苦瓜等）。

（6）监测血糖变化：大量儿茶酚胺释放可引起肝糖原分解加速，病人可出现高血糖，对于高血糖病人应密切监测血糖变化，必要时行胰岛素降糖治疗。

（7）饮食供应充足合理：为病人提供良好的起居饮食环境，保证充足有效的睡眠，给予高热量、高蛋白、高维生素饮食，适当加入钙及维生素 D，以防骨质疏松及骨折的发生，并指导病人足量饮水。

（8）预防感染：由于皮质醇有促进蛋白分解的作用，会使皮肤萎缩变薄，免疫力降低，容易引起感染，所以应注意病人的个人卫生，避免感冒。

（9）防止骨折：病人及家属活动时注意安全，预防跌倒。

59. 肾上腺疾病手术前有什么特殊注意事项？

（1）皮质醇增多症：①皮质激素的补充。②改善心功能，降血压治疗。密切监测血压变化，遵医嘱给予盐酸特拉唑嗪片口服用药。③纠正糖代谢异常，给予病人糖尿病饮食，必要时遵医嘱给予胰岛素行降糖治疗。④术前扩容治疗，补充足够的液体量，以免术后发生低血压。⑤预防感染。皮质醇有促蛋白分解作用，使皮肤萎缩变薄，免疫力低下，易引起感染。

（2）醛固酮增多症：①密切观察监测血压变化，遵医嘱给予硝苯地平口服用药。②静脉补钾治疗，随时监测血钾浓度变化。③注意个人卫生，避免感冒。

（3）儿茶酚胺增多症：①严密监测血压变化，血压改变是该疾病的主要临床表现。②术前应充分扩容治疗，静脉补充平衡液（1 500～2 000 ml/d）。③纠正电解质紊乱：应监测电解质水平，及时补充钾和限制钠的摄入。通常嘱病人口服或静脉补钾（10% KCl 10～30 ml/d）。也可嘱病人进低盐及含钾钙丰富的食物。④监测血糖变化：大量儿茶酚胺可引起肝糖原分解加速，病人出现高血糖现象。因此应监测血糖变化，必要时行胰岛素降糖治疗。

60. 肾上腺手术前病人的饮食应该注意些什么？

术前该吃啥？这是很多病人术前都会担心的事情。一般来说肾上腺疾病都是进行微创手术治疗，也就是我们常说的腹腔镜辅助下的手术治疗。大家都知道它的优点是创伤小、恢复快，但术后恢复期可能会出现腹胀，所以术前宜进食清淡、易消化的饮食，少吃辛辣、油炸、易产气类食品，尽量降低术后腹胀的发生率及缩短通气时间，尽早进食，促进身体的恢复。清淡易消化的饮食如面食、小米粥、蔬菜、水果等（图 19）。

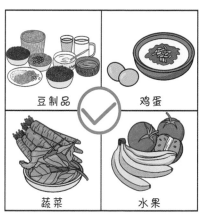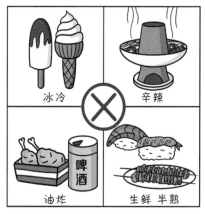

图 19　手术前病人的饮食

会吃也是一种治疗。很多人都觉得要治病就要打针、吃药、做手术，其实会吃也是治病的一部分。肾上腺疾病一般分为 3 种类型：皮质醇增多症（库欣综合征）、原发性醛固酮增多症（原醛症）、儿茶酚胺症，多伴有高血压和低血钾，因此我们在选择清淡饮食的同时要多吃含钾量高的饮食，帮助快速补钾，那么哪些食物含钾量较高呢？如表 1 所示。

表 1 不同食物的含钾量

食物 (100 g)	含钾量 (mg)	食物 (100 g)	含钾量 (mg)	食物 (100 g)	含钾量 (mg)	食物 (100 g)	含钾量 (mg)
稻米	110	菠菜	502	藕	497	苹果	110
小麦粉	195	苋菜	478	红枣	430	芋头	213
小米	239	芹菜	163	西红柿	191	西葫芦	122
玉米面	494	白萝卜	196	蒜苗	183	茄子	152
鲜豌豆	425	草莓	135	生菜	290	青蒜	340
扁豆	286	苦瓜	200	山药	452	大白菜	199
桃	252	洋葱	138	鸭梨	115	小白菜	274
黄瓜	234	菠萝	147	南瓜	69	油菜	346
山楂	289	香菇	1960	胡萝卜	217	青蒜	340
柚子	257	海带	1503	杏	370	鲜蘑菇	328
冬瓜	136	紫菜	1649	丝瓜	156	银耳	987

61. 肾上腺手术前一天晚上应该做什么?

（1）手术前一天晚上 8 点左右，需行灌肠剂灌肠一次。甘油灌肠剂能润滑、刺激肠壁，软化大便，使末端的宿便与气体排出体外。

（2）术前禁食 6～8 小时、禁水 2～4 小时。

（3）核对清楚自己的手术部位与手术标记是否正确、清晰。

（4）物品准备：术前应摘除各种耳环、项链、戒指等装饰物品，以及活动性假牙（义齿）。

（5）保持良好的心态和充足的睡眠，不要涂口红和指甲油，因为术中医务人员会通过口唇和指甲观察病人的生命体征。

 62. 肾上腺手术前清晨应该做什么？

（1）术晨可以更换清洁病员服，不需穿内衣裤。

（2）可以正常洗漱，剪短指甲，保持清洁。男性病人需要剃须，女性病人最好将长发盘起。

（3）测量生命体征，注意病情变化。如有异常或女性病人月经来潮等应及时告知管床医生，确认是否需要择期手术。

（4）再次确认手术标记是否清晰完整。

（5）配合医务人员核对信息，如姓名、住院号、管道、特殊药物、手术标记及其他相关信息的核对。

63. 如果是安排在下午的肾上腺手术，对于处在等待期间的病人，医生和护士应怎样照料和处置？

（1）安抚病人及家属紧张、焦虑的心情，做好解释沟通工作。

（2）密切观察监测病人的生命体征及血糖变化，如有异常情况及时告知医生进行处理。

（3）如病人出现头晕、心慌、恶心、腹胀等低血钾现象，应遵医嘱予以静脉补液治疗，可以维持能量、水、电解质平衡。

（4）根据病人下午手术接台预计时段，酌情安排病人禁食水的时间，无需从术晨开始禁食水。

64. 肾上腺手术需要输血吗？

肾上腺血供极丰富，分为上、中、下三组动脉。上动脉来自膈下动脉分支，中动脉来自腹主动脉，肾上腺的下动脉来自肾动脉。且肾上腺的静脉常出现变异，非常容易引起术中出血，因此肾上腺手术是需要备血的（图 20）。但是否需要输血根据术中病情而定。事实上，近年来随着手术技艺的改进和大量先进手术设备的采用，肾上腺手术已很少输血了。

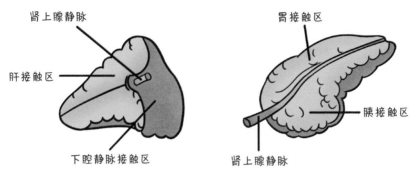

图 20 肾上腺的主要血管及毗邻

 肾上腺手术麻醉和其他手术麻醉有什么不同？

表 2 肾上腺手术麻醉与其他手术麻醉方式的比较

肾上腺手术麻醉	其他手术麻醉
吸入麻醉（气管插管全麻）	静脉麻醉、椎管内麻醉、硬膜外阻滞、局麻
术前建立两条静脉通路，以便术中快速大量的进行补液	建立一条静脉通路
术中肾上腺手术会进行颈动脉插管、中心静脉（右颈内静脉）插管动态监测动脉压和中心静脉压，密切观察心率血压的变动	穿刺桡动脉进行动脉血压监测

66. 肾上腺手术主刀医师及团队会告诉病人什么？

（1）手术时间：告知手术大概安排什么时间进行，告知病人术前凌晨 2 点后不进食，凌晨 4 点后不饮水，如有特殊的口服药只喝 20 ml 水将药吞服；在身体的患侧做标记，并与病人一同核对标记部位。

（2）手术体位：经腹腔入路腹腔镜肾上腺切除术多采用半侧卧位（70°～80°）或完全侧卧位（90°），术中腹腔脏器借自身重力而下移，有利于肾上腺区域的显露。

（3）手术的方式：一般情况下经腹腔镜进行在腹部上打 3 个小孔，如果腹腔镜视野不太好找就在术中换开放进行。在手术中医生会把取出来的东西做病理检查，90% 以上肾上腺腺瘤是良性的，医生会根据病理检查的结果决定下一步治疗方案。

（4）手术风险：①心率及血压的骤然变化。肾上腺是人体重要的内分泌器官，它影响到人体的心率、血压及血糖的一些变化，在手术过程中心率、血压可能会有剧烈的波动。②手术过程中有出血的风险。左侧肾上腺位于左肾内上方，紧贴肾脏，其前面有胰尾及脾静脉；右侧肾上腺位于右肾内上方，下腔静脉的侧后方，前面与肝右叶的下后面毗邻，后方为膈肌的后侧，而且肾上腺的血供极丰富，所以在手术过程中有出血的风险。

（5）术后预期效果：①术后有可能发生肾上腺危象。表现为厌食、腹胀、恶心、呕吐、精神不振、疲乏嗜睡、肌肉僵痛、血压下降和体温上升，病人可能有血压下降和电解质紊乱，我们会积极去应对，予以补液、应用血管活性药物，纠正水电解质平衡紊乱。②血压控制。如是肾上腺疾病引起的高血压，那么手术后，血压会慢慢恢复正常；但对于原发性的高血压病人，肾上腺手术后高血压的症状不一定可以控制得很好，后期需要在心血管内科就诊进一步治疗高血压。③电解质的紊乱。术后一段时间电解质可能不太稳定，术后我们会进行定期复查血钾的情况，根据电解质的情况制订下一步的治疗计划。

 67. 麻醉医师术前会告诉病人什么？

（1）告知病人中午 12 点后不吃东西，凌晨两点后不喝水。

（2）告知病人禁烟禁酒。

（3）口腔如果有活动性义齿，清晨将其取下来。

（4）手术是全麻手术，病人在无意识的状态下完成手术。

（5）询问病人有无药物过敏史、抽烟史、手术史、心脑肺疾病史等。

（6）术后是否需要使用镇痛泵。

（7）身上如果带有胰岛素泵则需要手术前让护士取下，不能带入手术室。

68. 肾上腺术前手术室护士会告诉病人什么？

（1）告知病人手术预计时间。

（2）询问病人以前是否做过手术。

（3）询问病人对疼痛的耐受度。

（4）询问病人心理紧张程度。

（5）术前皮肤清洁的重要性，尽量减少将细菌带入手术室的机会。

（6）控制好血压，遵医嘱术前需要服药。

（7）评估病人静脉血管情况，告知穿刺部位。

（8）告知术中的体位，指导病人进行体位训练。

69. 肾上腺病房护理团队会告诉病人什么？

护理人员向病人及家属介绍有关手术的注意事项，在一定程度上消除病人对手术的恐惧心理，内容包括：

（1）术前 6 小时禁食、4 小时禁饮，肾上腺疾病病人手术当天的降压药还是要按时吃（饮小口水送服），女性病人要避开月经周期。

（2）术前一天要做好个人卫生，洗头洗澡，修剪指甲，男性病人刮胡须，女性病人注意扎好头发，取下饰品、眼镜、手表、活动性义齿、助听器等。进手术室要穿病员服，病员服内不穿内衣裤。

（3）手术前注意预防感冒，清淡饮食，保持大便通畅，手术前一天晚 8 点灌肠一次，保持良好的睡眠有利于手术顺利进行及术后的恢复。如果入睡困难应及时与护士沟通。

（4）手术前会有工作人员用平车将病人推进手术室，家属可以与工作人员一同前往，手术室门外有家属等候区，可以等待手术进程，但家属一定要在病房护士处留下联系方式。

（5）病人手术后需要家属 24 小时陪护，办理好陪护床租借手续，根据病人术后恢复情况合理安排饮食与活动，加强功能锻炼，预防下肢深静脉血栓。

（6）出院后复诊情况，定期监测生命体征，出院结算及病历复印等手续。

70. 如何理解和配合医生、护士的肾上腺术前沟通？

（1）正确认识病情，了解自身身体状况，不要过于悲观或过于自信。

（2）客观对待手术，在医生进行术前谈话时尽可能地通知全部的重要家属到场，因为术前谈话，医生会详细地告知手术获益、手术风险、术后并发症等情况，并签署知情同意书。

（3）如果对病情、治疗方案、手术后恢复情况有任何疑惑，及时与医务人员沟通。病人有疾病知情权及治疗方案选择权，医生会向病人和家属详细讲解手术相关事项，对疾病治疗达成统一意见后，方能进行手术。尽可能避免不同家属对于手术有不同的想法，或在不同时间段询问病情，这样有可能会因病人家属意见不同而造成手术延迟的情况发生。

71. 陪护的家属在肾上腺术后第一时间应该做些什么？

病人手术后返回病房，陪护家属主要的任务就是对病人进行心理安慰并促进病人舒适，与病人沟通了解病人需求，注意保护病人隐私。按照护士指导正确对待床边监护仪等仪器设备，不要随意调节或使用仪器、氧气装置及输液器等，如病人有发热、寒战、疼痛、呕吐等不适时及时通知医护人员。

72. 陪护的家属在肾上腺术后的住院期间应该怎样观察和护理病人？

责任护士会根据病人术后恢复情况，指导病人合理饮水、进食，保障病人术后胃肠功能恢复补充营养，陪护家属应配合护士合理安排病人生活、饮食。

（1）病人手术后会留置尿管及伤口引流管，陪护家属应注意保护病人引流管引流通畅，勿牵拉、反折、扭曲，改变体位或下床活动时注意引流袋要低于手术切口。引流袋中液体会有护士记录，陪护家属勿擅自倾倒。

（2）病人手术当天麻醉清醒后即可进行下肢功能锻炼，预防下肢深静脉血栓的形成，陪护家属应当鼓励和督促病人进行锻炼，也可为病人进行肢体被动锻炼（按摩四肢及晨晚温水泡脚），促进病人快速康复。

（3）病人术后麻醉清醒可进行四肢功能锻炼，6 小时后可半卧位，12 小时后可自主翻身，24 小时后可下床活动，陪护家属可在护士指导下帮助病人改变体位及下床活动，注意预防跌倒。

（4）注意观察病人手术切口较料，如有渗血，应及时通知医务人员。

（5）多与病人沟通交流，如有疼痛、头晕、心慌、胃肠道不适等症状及时通知医务人员。

73. 病人肾上腺术后何时可以饮水？ 如何饮水？

病人麻醉清醒后即可润湿口唇，若术后 6 小时无恶心、呕吐等胃肠道反应即可饮水，每次饮水量不超过 50 ml，间隔半小时一次，若 3 次饮水均无胃肠道不适，饮水量可以每小时增加为 100~200 ml 以病人无口渴症状为宜，直至次日晨可以进流质饮食，如米汤、果汁等。逐步可以过渡到半流质，如稀饭、馄饨等。

74. 病人肾上腺术后何时可以下床活动?

病人术后病情稳定,术后第一天就可以在护士帮助下尝试下床活动,牢记"3 个 30 秒":一卧 30 秒再坐、二坐 30 秒再站、三站 30 秒再走。这 3 个体位需要保持 30 秒以上的时间再进行床边活动。患者下床活动一定要量力而行、循序渐进,有头晕、心慌、冒冷汗等不适症状时切勿着急下床,避免发生意外。如图 21 所示。

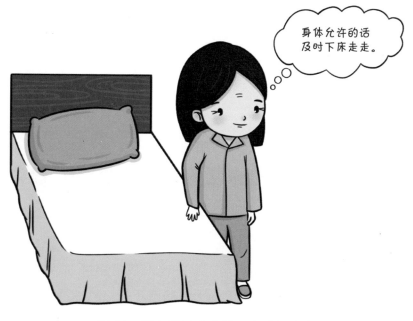

图 21　肾上腺手术术后下床时间建议

75. 病人肾上腺术后的心电、血压监控何时可以去掉?

很多病人不理解手术都做完了为什么还要使用心电监护（图 22），没有一点作用还把自己绑得像个粽子似的。我们首先得了解一下肾上腺对机体的作用，大家都知道肾上腺是一种分泌激素的腺体，它分泌的激素对人体多种器官和代谢都有很重要的作用，而肾上腺疾病正是由于肾上腺分泌的激素过量而产生的对应分型的疾病。

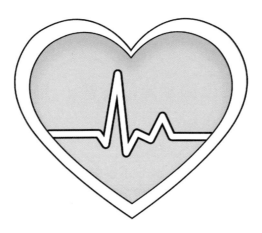

图 22　肾上腺手术术后心电、血压监控

当机体长时间处于肾上腺激素高水平状态时会产生一种依赖性，当手术治疗部分或完全切除腺体后，它所分泌的激素就会锐减，那么这个时候就是机体面对激素大量减少的急性适应期，这一时期也最容易诱发各种并发症，而术后最危险的并发症就是肾上腺危象、术后出血、感染等，重者可危及生命。

任何并发症只有做到早发现、早处理才能将病人的危险降至最低，而这个时候心电监护就是病人生命忠实的守护者，大多数并发症的初期最早都是体现在病人心率及血压的改变上，有了心电监测我们就可以随时了解病人的病情变化，一般根据病人情况会监测 24～48 小时，直到病人各项生命体征都趋于稳定，心电监测才算是完成了它为病人保驾护航的使命。

76. 病人肾上腺术后的胃管、 尿管和引流管什么时候拔除?

（1）胃管：一般肾上腺手术都是在全麻下进行的，胃管可以减少胃内气体及胃液反流误吸至呼吸道，有效降低呼吸道感染及呼吸道阻塞的风险，因此当手术结束后病人麻醉清醒且无明显腹胀后即可拔除胃管。

（2）尿管：术后正常情况下 24～48 小时可拔除尿管，如果病人有尿潴留及前列腺肥大等情况拔除尿管的时间可能需要适当延长。

（3）引流管：引流管的拔除时间一般视个人情况而定，当病人正常下床活动后，引流管无阻塞，伤口无明显渗液的情况下，医生会根据引流管内每天引流液的量来决定拔管时间。有时术中出血较少，止血精确可靠，或可不留置切口引流管（无管化）。

77. 肾上腺术后为什么有的病人还需要抽血检验？

（1）常规手术术后抽血检验的目的：手术后常规进行抽血检验，其目的在于动态观察病情变化，了解术后各器官功能变化、失血、感染情况等，对术后治疗起到指导意义。

（2）肾上腺手术围术期的处理十分重要：肾上腺作为机体重要内分泌腺体，对人体生命活动起着不可替代的作用。肾上腺手术前后处理是相当重要的，除了术前、术中血压、心率等生命体征的监测和调整，还维持机体内环境稳定确保手术安全。

（3）肾上腺术后抽血复查激素更不可忽视：手术后需要特别注意体内激素水平骤变所带来的不良影响，严重者出现肾上腺危象或肾上腺功能不足，表现为不明原因的厌食、腹胀、恶心、呕吐、心慌、乏力、嗜睡、血压低、发热等（图

23）。所以肾上腺术后除了常规抽血检查肝肾功能、血常规、电解质等之外，尚需要短期内监测术后机体激素水平变化直至恢复正常，如皮质醇等。另外，术后复查激素也可作为术后疗效的一个判断指标。

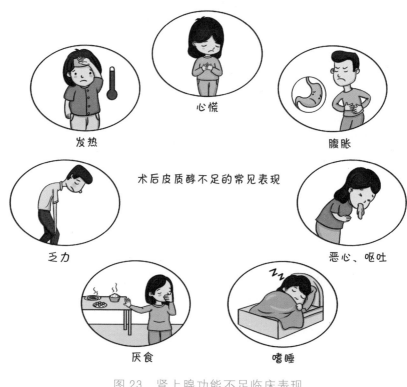

图 23　肾上腺功能不足临床表现

78. 肾上腺手术后为什么要打激素？

肾上腺手术后，医师可能会短期内通过静脉给病人补充激素，慢慢减量至停用，主要是避免肾上腺肿瘤切除术后激素突然不足而带来的不良影响，特别是术后出现不明原因的厌食、腹胀、恶心、呕吐、心慌、乏力、嗜睡、血压低、发热，即刻需要补充激素并及时处理，防止术后肾上腺危象危及生命（图 24）。

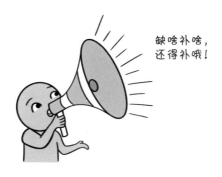

图 24　肾上腺手术术后需要补充激素

 79. 肾上腺术后一般什么时候拆线？

目前肾上腺肿瘤外科治疗多采用微创手术，手术切口在 1 cm 左右，病人创伤小、恢复快、舒适度好。拆线时间需要根据缝线材料、局部血供情况、病人年龄、营养状况等来决定，对于使用可吸收缝线缝合的切口术后无需拆线，一般普通丝线在 1 周左右拆线，但具体时间仍需医师根据切口愈合情况而定，年老、营养不良的病人可适当延长拆线时间（图 25）。

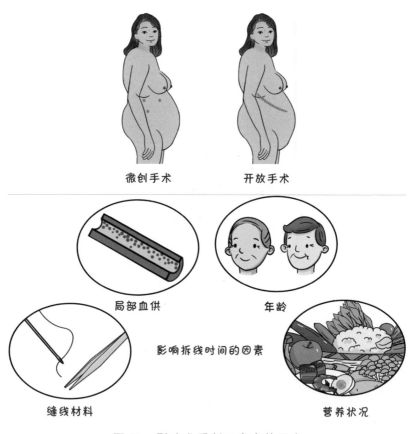

图 25　影响术后创口愈合的因素

80. **肾上腺病人手术后的血压什么时候才能降到正常?**

　　肾上腺疾病可以引起高血压。大部分病人术后 1 个月内血压可恢复正常或从较高术前血压大幅度下降并稳定,一般不超过半年,但也有 1 年内仍继续下降的。对于诊断为嗜铬细胞瘤的病人因手术创伤导致机体处于应激状态或体内储存的儿茶酚胺较多在术后 1 周内血压仍可能偏高,需要继续观察疗效。

 81. **肾上腺手术后病人的血压为什么一直不能恢复到正常?**

　　高血压的病因很多。肾上腺病变引起的高血压属于继发性高血压。当病人的高血压不只是因肾上腺病变单一因素引起时,那么就会出现术后血压仍然偏高的现象,特别是术前合并原发性高血压的患者。不同病人术后血压恢复如图 26 所示。

　　术后血压不能恢复正常还与其他因素有关。如存在原发性高血压(最常见)、诊断时年龄较大、长期高血压病史及平时控制不佳、肾上腺病变治疗不及时、激素长期增多损害

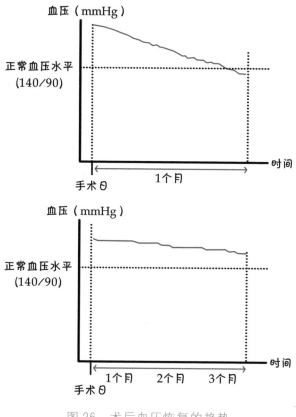

图 26 术后血压恢复的趋势

血管、术前严重高血压需要多种药物控制、有高血压家族史、存在多发性嗜铬细胞瘤等。所以术后血压控制情况取决于术前病人基本情况，反之，对于年轻病人、高血压病史较短、不同病人术后的血压降至正常的速度可有所不同，取决于病人是否伴发有原发高血压、术前继发高血压的严重程度、持续时间，病人的年龄、基础疾病等多种因素（图 27）。

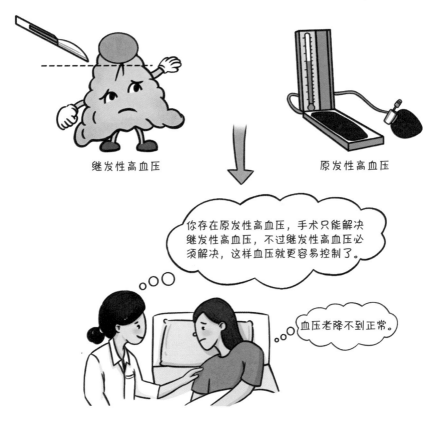

图 27　原发性高血压与继发性高血压并存时的治疗方案

　　这里值得注意的是，并不能因为可能存在原发性高血压
我们就放弃进行手术治疗肾上腺病变，因为肾上腺病变是影
响血压的一个重要病因，会加重高血压及其危害，解决掉肾
上腺这一个重要病因后会使血压更容易控制，大大减轻高血
压对心脑肾血管的损害。

82. 肾上腺术后还需要服降压药物吗?

术后是否需要继续服用降压药主要根据病人高血压病因及术后血压恢复情况。对于单纯继发于肾上腺病变的高血压病人,在肾上腺手术之后多数病人血压恢复正常可不需继续服用降压药,但因合并其他因素引起的高血压病人,可能仍需口服降压药物控制。总的来说需要术后自身进行长期血压监测,当血压不用降压药物可维持正常者无需继续使用降压药物治疗,无法达到正常水平者则需要继续用药物降压治疗。需要注意的是,即使这次将继发于肾上腺病变的高血压通过手术治疗恢复正常的病人,并不代表今后就不会发生原发性高血压,仍然需要一个健康的生活方式和长期监测血压变化。

83. 肾上腺术后还需要补钾吗?

低血钾是醛固酮增多症的重要表现,对于醛固酮腺瘤和单侧肾上腺增生的病人术后几乎 100% 的血清钾恢复正常无需继续补充血钾治疗 (图 28)。

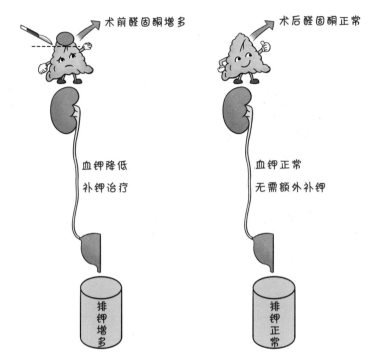

图 28　原醛肾上腺手术术后不需补钾

 84. **肾上腺疾病手术后愈合慢怎么办？**

　　肾上腺手术目前多采用微创手术，切口较小，绝大部分病人术后伤口愈合良好。愈合不好的情况多发生在本身长期皮质醇增多引起免疫力低下、血糖控制不好、营养较差、高龄、免疫力低下、术后切口感染、缝线反应、肥胖等（图29）。医师针对影响不良愈合的病因进行相应处理，切口愈合便可得到解决。

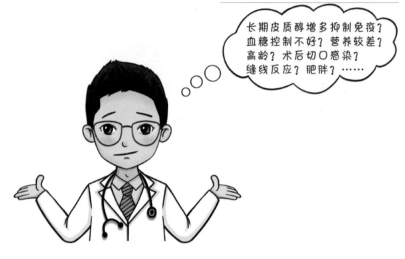

图 29　影响术后切口愈合的因素

 85. **皮质醇增多症引起的胖肚腩什么时候才会消失?**

皮质醇增多症会出现身体向心性肥胖,表现"胖肚腩"。胖肚腩经过手术切除肿瘤或增生,加上术后适当体育锻炼及健康的饮食方式,可望 3~6 个月后明显减轻。

86. 肾上腺术后该怎样随访？

（1）对于嗜铬细胞瘤而言，随访内容包括临床症状（如高血压）、生化指标［如血浆游离甲氧基肾上腺素类物质（MNs）、24 小时尿儿茶酚胺（CA）和分馏的 MNs］、CT扫描等。一般推荐术后 2 周左右复查血尿生化指标，而后可每半年 1 次，至少连续复查随访 10 年。术后 6 个月行 CT 扫描检查有无复发而对于高危群体（如肿瘤体积巨大者）及有家族遗传性的病人，需每 6～12 个月复查 1 次临床症状和生化指标，每 6 个月做 1 次 CT 扫描，且终身随访。

（2）对于肾上腺皮质占位导致库欣综合征的病人，随访内容包括临床表现、生化指标（血常规、电解质、血糖、血脂等）、激素水平（ACTH、午夜血浆或唾液皮质醇、24 小时尿游离皮质醇、小剂量地塞米松实验）、CT/MRI 扫描等。一般术后 2 周左右复查血尿生化及激素指标（激素替代的病人需停药 24 小时后检测），而后每 3 个月检查激素水平，以决定激素替代疗法糖皮质激素剂量及释放可停用，停用后每6～12个月复查 1 次。

（3）对于原发性醛固酮增多症的病人，随访内容包括临床症状、血压、血生化（血钾等电解质、肝功能）、血尿醛固酮水平、血浆肾素活性水平及 CT 检查。一般术后短期可复查肾素-血管紧张素-醛固酮系统，了解早期生化变化，术后 4~6 周随访评估血压、血电解质及有无手术并发症，术后 3 个月评估残留肾上腺或对侧肾上腺功能恢复情况，而后每 6 个月随访 1 次，连续 2 年以上。

（4）对于肾上腺皮质癌的病人，随访内容包括肾上腺超声及腹部 CT、胸部 CT、激素水平检测等。完整切除肿瘤者，术后 2 年内每 3 个月复查，2 年后每半年复查；对于未能完整切除肿瘤及较晚期病人而言，前 2 年应每 2 个月复查，随访年限建议不低于 10 年。

87. 肾上腺肿瘤术后可能复发吗？

良性肾上腺肿瘤一般不易复发，但存在一定的不太高的复发率，因此要每年复查。

88. 肾上腺肿瘤术后复发该怎么办？

肿瘤较小且无功能（未引起相关症状或血尿生化及激素改变）者，可随访观察。复发肿瘤有功能引起激素水平紊乱或肿瘤体积过大导致压迫症状者，可再次行手术治疗。

89. 肾上腺肿瘤术后该怎样复查?

肾上腺肿瘤术后应密切复查随访,复查内容包括血压、电解质、血糖、血皮质醇测定、尿 17-羟-17-酮类固醇测定、24 小时儿茶酚胺尿＋血测定;必要时需要复查增强 CT 或 MRI,以判断术后情况。

90. 肾上腺术后哪些情况需激素替代治疗?

如前所述,肾上腺是人体重要的内分泌器官之一。由于手术切除或部分切除肾上腺导致相关激素分泌不足时,则需要口服或注射药物予以补充,以维持机体正常的激素水平。

术后是否需要继续短期或长期激素替代治疗需要分情况而定,根据做的什么手术、肿瘤有无功能、术后复查结果等。一侧肾上腺切除和部分切除后,对于无功能腺瘤或增生病人术后常无需激素替代治疗。对于部分有功能的,如皮质醇增多症的病人,可能需要短期内激素替代治疗,但一般机体自身可以调整激素至正常水平而停药。对于一侧肾上腺全切及对侧肾上腺大部分切除或者双侧肾上腺切除，此时激素不足以满足生命所需，这部分病人需要长期行激素替代治疗。同时需要注意定期门诊复查体内激素水平，根据结果医师会调整用药及决定是否停药。

91. 为什么个别病人会出现肾上腺术后乏力、精神不振，甚至嗜睡？

肾上腺肿瘤导致其功能亢进，肾上腺皮质激素分泌过多，由于负反馈机制致使下丘脑-垂体-肾上腺轴功能受抑制，手术治疗后肾上腺轴功能恢复较慢，激素分泌暂时不足，可导致病人乏力、精神不振甚至嗜睡。

92. 为什么会出现术后肾上腺功能低下？

由于肾上腺肿瘤分泌过多激素，导致下丘脑-垂体-肾上腺轴负反馈性功能抑制，使正常肾上腺组织萎缩、分泌功能减低，当手术切除肾上腺肿物后，残余肾上腺组织功能尚未恢复，可导致暂时性肾上腺功能低下。

93. 肾上腺术后肾上腺功能低下该怎样治疗？

糖皮质激素代替治疗：术中、手术当日可静脉给予氢化可的松，以预防术后肾上腺功能急剧下降，诱发肾上腺症象；术后可静脉或肌注氢化可的松。后改为口服强的松；皮质激素剂量逐渐递减，直至停药。

 94. 肾上腺术后肾上腺功能低下需要终身使用激素吗？

激素替代治疗过程中需定期随访，根据血尿相关激素水平及生化指标等，逐渐减量，待肾上腺皮质功能恢复正常，方可减完停药。若双侧肾上腺病变且无法保留正常肾上腺组织，手术切除后需终身使用激素替代。

 95. 如果肾上腺术后病理检查肾上腺肿瘤是恶性的，如何预防它复发？

制定详细完整的术后辅助治疗方案；定期（每 3 个月一

次）复查血压、血糖、肾上腺相关激素、电解质、肾上腺增强 CT；保持愉悦的心情，多吃蔬菜、低脂代盐饮食。术后注意事项如图 30 所示。

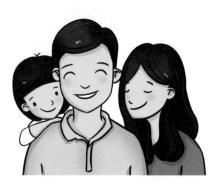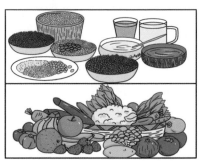

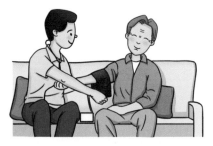
头痛头晕量血压

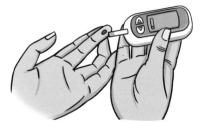
餐前餐后测血糖

图 30 肾上腺恶性肿瘤的术后生活注意事项

96. 肾上腺肿瘤复发了该怎么办?

良性肾上腺肿瘤复发很少，但一旦复发，绝大多数为恶性。如果是良性，建议行二次手术。如果是恶性，肾上腺皮质癌和恶性嗜铬细胞瘤最为常见，多半会有转移，此时，根据病人具体情况综合评估后决定是否二次手术，少数评估后能行二次手术治疗，术后辅以米托坦、放化疗治疗；若不能二次手术（占绝大多数），可直接考虑米托坦、放化疗治疗，或考虑试用新型的分子靶向治疗及分子免疫治疗（图 31）。

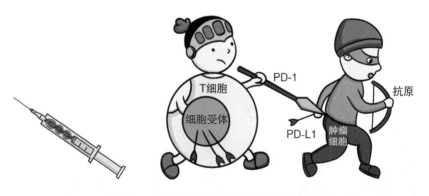

图 31 分子靶向治疗及分子免疫治疗

97. 双侧肾上腺占位的治疗原则是什么?

双侧的肾上腺占位（增生、腺瘤）临床上并不少见（图 32）。如果双侧的占位都很小（＜1.5 cm）并且无功能，可以暂时观察，每半年做一个 CT 看一下有没有变化即可。如果是有功能的病变，在有条件的医院可以行双侧肾上腺中心静脉采血，作相应的生化分析，了解是哪一侧在发挥功能，已决定哪一侧优先手术，或者对于经验丰富的外科医生，也可采用肾上腺肿瘤的精准切除术，仅切除肿瘤或肿瘤所在的腺体分支，尽可能保留多的正常腺体。如果无功能占位病变大于 1.5 cm，而小于 4 cm，可结合病人的年龄和意愿决定是否行外科手术治疗。对于病变大于 4 cm 的肿瘤或任何直径的有功能的病变，均应该积极行手术治疗，切除病变。

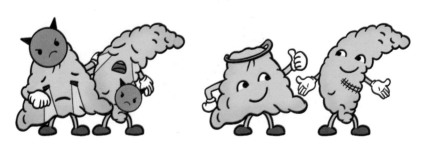

图 32　双侧肾上腺占位性病变

98. **有什么最新的治疗肾上腺恶性肿瘤的方法吗？**

肾上腺恶性肿瘤是一类罕见且治疗方法有限的肿瘤，手术仍然是肾上腺恶性肿瘤的一线治疗手段，对于不适合手术治疗的晚期或有全身转移肾上腺恶性肿瘤可考虑米托坦、化疗。对于无法手术切除的可考虑放疗、分子靶向治疗和新型的分子免疫治疗（PD-1）。

 99. **肾上腺肿瘤需要做基因诊断和遗传诊断吗？**

一般不需要，因为目前基因诊断和遗传诊断在良性肾上腺肿瘤领域的研究尚未取得突破性进展。但家庭经济条件较好的病人、恶性肾上腺肿瘤、病人年轻较轻，具有较强遗传背景者，建议做基因检测。

100. 未来的肾上腺肿瘤的诊断和治疗是什么样子的?

　　未来的诊断应该是体格检查、临床症状、激素检测、影像学、基因诊断,以及术后病理学检查等为一体的综合诊断,治疗是以手术治疗为主,放化疗与分子靶向治疗、免疫治疗为辅的综合治疗(图 33)。

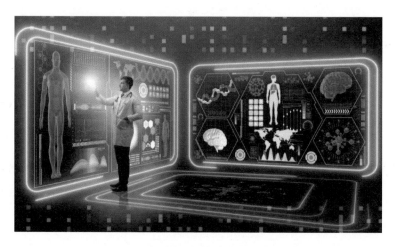

图 33　肾上腺肿瘤的未来诊断和治疗